EAU NATURELLE DE SELTZ FRANÇAISE.

APERÇU

SUR

LES PROPRIÉTÉS MÉDICALES ET HYGIÉNIQUES

DES

EAUX DE SAINT-GALMIER

(SOURCE BADOIT).

PUBLICATIONS DE **L'UNION MÉDICALE** DU 10 MAI 1856.

PARIS.

IMPRIMERIE FÉLIX MALTESTE ET Cie,

RUE DES DEUX-PORTES-SAINT-SAUVEUR, 22.

1856

Les Eaux minérales acidules de Saint-Galmier, si riches en principes gazeux, rafraîchissants et sédatifs, sont d'une limpidité et d'une fraîcheur remarquables. Leur saveur est piquante et très agréable. Connues depuis un temps immémorial sous le rapport de leurs propriétés bienfaisantes, elles n'ont point dérogé à leur antique réputation, et l'on peut dire qu'elles acquièrent chaque jour de nouveaux droits à l'attention et à la reconnaissance des hommes, par les services éminents qu'elles leur rendent.

Leurs vertus médicales sont constatées par des témoignages si irrécusables, par des cures si nombreuses et si surprenantes, qu'il est tout à fait inutile d'y insister. Nous nous bornerons ici à indiquer sommairement quelques-uns des cas où ces eaux sont spécialement salutaires.

Elles conviennent aux personnes dont l'estomac est paresseux, qui digèrent mal ; à celles atteintes d'irritations chroniques des membranes digestives, telles que gastrites, gastro-entérites et cardialgies. Elles sont recommandées aux femmes mal réglées, aux jeunes filles qui ne le sont point encore, et chez lesquelles il est urgent que cette hémorrhagie périodique ait son cours ; aux personnes du sexe atteintes de leucorrhée ou fleurs blanches ; à celles qui souffrent de quelque maladie organique de l'utérus. Les tempéraments sanguins-bilieux boivent avec succès des eaux de Saint-Galmier dans les cas de rhumatismes aigus. On les prescrit avec avantage aux malades en proie à des lésions organiques du foie, de la rate. De nombreuses maladies cutanées, des dartres rebelles ont trouvé une guérison solide à Saint-Galmier ; mais c'est surtout dans les MALADIES DE L'APPAREIL URINAIRE que les eaux de cette petite ville déploient toute l'énergie de leur action. Elles sont d'une efficacité précieuse dans les cas d'atonie de la vessie, dans les rétentions d'urine, dans les catarrhes de la vessie, dans les GRAVELLES. Comme les eaux de Contrexeville, elles font rendre avec facilité des graviers, des calculs, et ont opéré des guérisons chez des individus qui souffraient de la pierre. Un fait certain, c'est que les habitants de Saint-Galmier N'ONT JAMAIS COMPTÉ PARMI EUX UN SEUL CALCULEUX. Le rachitisme, les scrofules, les goîtres, sont infiniment rares à Saint-Galmier, où la douceur de l'atmosphère, la pureté de l'air, sont égales à l'excellence de ses eaux minérales.

*(Extrait de l'Essai sur les Eaux minérales de Saint-Galmier, par
J.-E.-F. LADEVÈZE.)*

EAU NATURELLE DE SELTZ FRANÇAISE.

APERÇU

SUR

LES PROPRIÉTÉS MÉDICALES ET HYGIÉNIQUES

DES

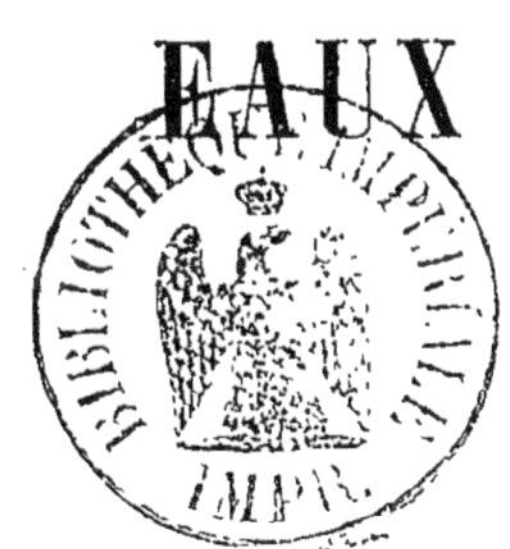

EAUX DE SAINT-GALMIER

(SOURCE BADOIT).

C'est le bon Dieu qui a créé les eaux de Saint-Galmier, mais c'est un homme intelligent — M. Badoit — qui les a pour ainsi dire découvertes, et ce sont deux hommes d'esprit, deux médecins — MM. Munaret et Diday — qui en ont fait la fortune. Je voudrais contribuer à cette fortune, car je suis jaloux que les habitans des bassins de la Loire et du Rhône jouissent presque seuls du privilége de boire ces délicieuses eaux. Et comme ils y vont, nos bons compatriotes lyonnais! Une seule source, la source Badoit, qui fournit à un embouteillage de 7,000 bouteilles par jour, suffit tout au plus à la consommation lyonnaise. Lyon, St-Étienne, Montbrison, raffolent de cette eau. Dans son enthousiasme un peu lyrique, notre excellent et spirituel confrère Diday la compare au vin d'Aï, sur lequel il lui trouve même des avantages. Mais je dois dire que notre non moins bon et spirituel confrère Munaret trouve la comparaison et la préférence un tant soit peu outrées, et j'ai idée que l'opinion générale sera pour lui. Toujours est-il que, partout où pénètrent ces eaux, elles entrent aussitôt dans la consommation générale; l'Avignonais, la Provence, le Languedoc, Genève, toute la Suisse, une grande partie de l'Italie s'en abreuvent déjà, et M. Badoit en expédie jusqu'aux Antilles et aux États-Unis. Et cependant, nous autres Parisiens, les connaissons à peine. Nous continuons à faire un déplorable et niais usage de ces affreuses boissons factices à l'égard desquelles je partage, par exemple, l'éloquente indignation de M. Diday. Car, braves Parisiens, ce gaz acide carbonique qu'à grand renfort de machines Thilorier, on emprisonne dans des parois de grès ou de verre, aussitôt que le bouchon saute ou que s'ouvre le syphon, il part, il bouillonne, il s'exhale, et que reste-t-il dans vos verres? Une eau nauséeuse, lourde et plâtrée qui gâte votre vin, qui n'est pas déjà trop bon; de l'eau qui, trop souvent, ne vient pas même de la Seine.

L'eau de Saint-Galmier est une eau de Seltz naturelle, telle qu'elle vient sourdre de la roche, telle que le bon Dieu sait la fabriquer dans ses mystérieux procédés chimiques dont n'approcheront jamais nos grossières manipulations de laboratoire. Le gaz acide carbonique s'y trouve à l'état de combinaison et non de compression. C'est une eau très limpide, d'une saveur acidule, fraîche, fort agréable. Son analyse la plus récente, faite par M. O. Henry, lui donne près de 3 grammes d'acide carbonique par litre, de nombreux bi-carbonates alcalins et terreux et une certaine proportion de nitrate de magnésie dont la présence semble expliquer ce fait si remarquable *que les habitans de Saint-Galmier n'ont jamais compté parmi eux un seul calculeux.* Ce fait est attesté par le docteur Ladevèze, dont la famille exerce la médecine à Saint-Galmier, de père en fils, depuis près de deux siècles.

L'eau minérale de Saint-Galmier est employée comme médicament et comme boisson hygiénique.

Comme emploi thérapeutique, ces eaux peuvent être prises à la source ou partout ailleurs, car le transport n'en altère en aucune façon les propriétés.

A la source, les eaux de Saint-Galmier voient tous les jours augmenter le nombre des buveurs. C'est que ces eaux sont réellement efficaces. M. le docteur Ladevèze, qui a une grande autorité sur ce point, et que j'aime à citer, leur reconnaît une action puissante. J'approuve fort que, contrairement à quelques hydrologues enthousiastes de leurs sources, le médecin-inspecteur de St-Galmier n'en fasse pas une panacée universelle. « Ces eaux, dit-il, ne conviennent pas à toutes les maladies, à tous les tempéramens ; elles doivent être rigoureusement défendues aux personnes éminemment nerveuses et irritables, et aux malades qui sont frappés de phthisie pulmonaire ou de phlegmasies aiguës. » M. Ladevèze les recommande surtout dans le traitement des inflammations si nombreuses, si fréquentes de l'estomac et des intestins, lorsque la maladie n'a pas atteint encore ou a franchi la période aiguë. Selon M. Munaret, qui s'appuie aussi sur l'opinion de M. Ladevèze, les vomissemens spasmodiques, la boulimie, le pica, le pyrosis, la dyspepsie, la diarrhée sans réaction, toutes ces manières d'être de la gastro-entérite chronique, réclament l'usage rationnel de la même eau et guérissent avec un *merveilleux succès*, en leur donnant pour adjuvant l'exercice et un régime convenable. M. Munaret atteste aussi la guérison par l'eau de Saint-Galmier de nombreux malades atteints de gravelle et de catarrhe de la vessie. Notre confrère conseille encore aux dames de nos villes, qui abusent de la civilisation — c'est son expression diplomatique — et qui sont en proie à la chlorose, à la leucorrhée, aux dérangemens menstruels, une longue visite aux naïades de la Coise, en langue vulgaire, aux sources de Saint-Galmier. Certaines dermatoses sont liées à quelque inflammation latente du tube digestif. Rob et sirop dépuratifs, sulfureux et alcalins, tout échouera, le mal augmentera même, si vous n'éteignez le feu intérieur, dit M. Munaret, dans des flots d'eau de St-Galmier.

Voici l'opinion d'un praticien éminent de Lyon, du respectable M. Viricel qui prescrivait beaucoup et depuis longtemps les eaux de Saint-Galmier.

« Dans toutes les maladies où il y a faiblesse des parenchymes, d'organes, je leur ai vu faire des MIRACLES ; dans toutes celles qui dépendent d'une turgescence des vaisseaux du bas-ventre, elles produisent des effets non moins satisfaisans. Elles ne sauraient convenir dans les cas d'accélération de la circulation générale, d'éréthisme des organes pulmonaires et chez les malades dont le sang possède une force de cohésion très grande, comme les goutteux. »

Ces vieux praticiens se servaient quelquefois d'un langage qui exprimait très bien pour eux des idées pathologiques auxquelles nous ne nous attachons peut-être pas assez, nous à qui la sévérité anatomique interdit toute métaphore. Faiblesse des parenchymes, turgescence des vaisseaux, éréthisme des organes, force de cohésion du sang, tout cela est de l'hébreu médical pour notre génération, mais n'en exprime pas moins, sous un langage figuré, des faits très réels et très dignes de considération.

Si je faisais un prospectus, je ne manquerais pas de décrire la beauté du site de Saint-Galmier, le pittoresque de ses environs, la fraîcheur de ses ombrages, la pureté de son air, le confortable de ses hôtels et les divers attraits que cet heureux chef-lieu de canton doit offrir aux malades. Mais je n'ai pas encore visité ces bienfaisantes sources, et je m'en rapporte entièrement aux riantes et gracieuses descriptions faites par MM. Ladevèze, Munaret, Diday et autres écrivains, qui assurent que St-Galmier ne le cède sous aucun rapport à aucun établissement hydrologique indigène ou étranger. D'ailleurs, dans cet article, j'ai beaucoup moins pour but d'attirer des malades à Saint-Galmier, que d'attirer les eaux de Saint-Galmier à Paris. C'est là mon intention, je le déclare tout net, et cela, tout net aussi je le confesse, par pur égoïsme. J'adore les eaux de Saint-Galmier ; elles ont fait un bien infini à mon pauvre intestin, mon tyran, et si je leur donnais à Paris un grand nombre de cliens nouveaux, peut-être que M. Badoit, leur propriétaire, trouverait le moyen, lui qui a vaincu de bien plus graves difficultés, d'obtenir pour leur transport des conditions moins rudes que celles que lui imposent aujourd'hui les compagnies de chemins de fer. Partant, nous les boirions à Paris à meilleur compte, et je suis forcé de n'être pas tout à fait indifférent à la réalisation de cette éventualité.

C'est donc avec connaissance de cause et par gratitude que je parle des eaux de Saint-Galmier ; par gratitude en partie double même, car une personne qui me tient de près et qui a pour tyran un bien triste estomac, digère comme un charme sous l'influence des eaux de Saint-Galmier(source Badoit, la seule dont j'aie fait usage et que j'aie prescrite, cela soit dit sans préjudice pour les autres sources que je ne connais pas).

Voilà ce que je sais de l'usage médical des eaux de Saint-Galmier. Comme emploi hygiénique, nos bons confrères lyonnais nous fournissent des renseignemens nombreux et précieux.

Écoutons A. Dupasquier, ce médecin chimiste, cet hydrologue distingué trop tôt enlevé à la science.

« L'eau minérale de St-Galmier, dit-il, mise en bouteille telle qu'elle coule à la source et sans aucune addition artificielle, est une excellente boisson, propre à entretenir les forces digestives pendant les temps de chaleur. Beaucoup de personnes qui ne peuvent supporter l'eau gazeuse, font usage d'eau de St-Galmier sans en éprouver la moindre incommodité ; c'est aussi pour cette raison que plusieurs médecins la prescrivent de préférence à l'eau de Seltz, dans les maladies où celle-ci est recommandée. »

Voulez-vous de la prose si accentuée de M. Munaret :

« L'eau de St-Galmier, dit notre charmant confrère, c'est l'amie la plus dévouée à cette dixième Muse qui préside aux jouissances du goût et qu'on a nommée GASTÉRÉA. Notre estomac est mou, paresseux, débile pendant les ardeurs de l'été, l'eau de St-Galmier, par sa fraîcheur inaltérable, par la coquetterie de son principe gazeux, le rafraîchit, le caresse et lui rend son activité première. Votre estomac est las ; par excès de gentillesse, cette eau le corrobore, en favorisant sa contractilité ; elle vous rend apte à dîner comme si vous n'aviez pas déjeuné, et à souper même, comme si vous n'aviez pas dîné... Votre estomac est malade, impotent, d'une façon chronique, à désespérer la médecine ; la même eau le console et le prépare, avec quelques précautions, à un régime de plus en plus analeptique et réparateur. Enfin, ce pauvre estomac, affranchi des sangsues et de l'eau de gomme, entre en convalescence ; c'est encore l'eau de St-Galmier qui tempère ses ardeurs trop prématurées et conjure les rechutes. »

L'eau de St-Galmier, ajoute M. Munaret, *fera le tour du monde.* — Je le lui souhaite de bon cœur pourvu qu'il nous en reste assez, à nous Parisiens.

Voulez-vous entendre notre spirituel confrère Diday?

« L'eau de Saint-Galmier, dit-il, c'est l'aimable compagne des hommes d'étude, l'utile alliée des entéralgiques, l'amie intime de toute belle atteinte de vapeurs ou menacée de couperose, celle à qui les gastronomes doivent l'ineffable bienfait d'un repas de plus par jour, d'une indigestion de moins par repas, l'*eau de Seltz française*, pour la nommer de son vrai nom. »

Écoutons encore ce charmant écrivain opposant à ces vilaines eaux fabriquées par le commerce, l'eau des sources naturelles de Saint-Galmier :

« Tranquille dans sa force, sûre de ses effets, l'eau de Saint-Galmier ne dépense pas en jactancieux bouillonnemens son bienfaisant pouvoir. *Agir à temps*, est le secret de plus d'une puissance ; c'est aussi le sien. Le gaz s'exhale peu à peu, sans distendre l'estomac ; il se dégage pendant la durée entière du travail de la digestion. Cette stimulation légère, agaçante, continue, s'étend à toute la surface, pénètre les moindres plicatures, s'exerce dans les follicules comme sur les villosités ; souvent, en un mot, la tonalité du viscère a un surcroît d'activité, qui, en aucun cas, n'a de danger, puisqu'il n'est que l'augmentation de l'action organique normale. Contractilité, sécrétion, sensibilité, tout s'exagère momentanément, dans de justes limites que jamais on n'a vu dépassées. C'est l'état physiologique à son plus haut degré ; mais ce n'est ni plus ni pis. »

Et ailleurs :

« La digestion est assurée. Tout en stimulant l'appareil d'assimilation, le gaz lui fournit les moyens de remplir sa mission jusqu'au bout.

Providentielle influence ! sujet inépuisable de méditation pour les professeurs de gastrosophie transcendante, que cette double action, successive dans les temps, corrélative à elle-même, et proportionnée dans ses effets; ne se donnant, — pour user d'un mot vulgaire, — que l'ouvrage qu'elle peut mener à bien ; montrant enfin, par cette juste pondération, toute sa différence avec les apéritifs factices qui ne prêtent aux organes qu'une vigueur passagère dont on ne saurait ni abuser, ni même user sans péril. Sous ce rapport, Saint-Galmier défie hardiment toute concurrence, puisque, réalisant le vœu de Désaugiers, il peut, même chez les plus experts membres de nos caveaux modernes,

> Remplir l'estomac vide,
> Vider l'estomac plein. »

Décidément, pour ouvrir la veine poétique, les eaux de St-Galmier valent les eaux d'Hippocrène.

Que pourrais-je ajouter à ces brillans éloges sinon que d'en proclamer prosaïquement la justesse et la justice ? A peine connue à Paris, l'eau de St-Galmier se vend cependant ailleurs à un nombre de bouteilles qu'aucune eau minérale n'a jamais atteint. On parle de plus de deux millions de bouteilles exportées annuellement de St-Galmier. Il faut bien croire qu'un tel succès est fondé sur des avantages réels.

Nos compatriotes du Rhône et de la Loire ne sont pas gens à se passionner ainsi pour de l'eau claire. Aussi, n'ai-je qu'une crainte, c'est que cette bienfaisante source ne coule bientôt plus que pour eux, et que la Naïade de la Coise (M. Munaret), blessée du dédain des Parisiens, ne nous abandonne tristement aux déceptions de l'eau de Seltz factice, et aux mystifications du siphon, cette amusette des béotiens de Paris.

Monsieur Badoit, protégez-nous !

Monsieur Badoit, fléchissez le courroux de votre nymphe !

Amédée LATOUR.

Paris.—Typographie FÉLIX MALTESTE et Cie, rue des Deux-Portes-St-Sauveur, 22.

Prêtant son opportun secours à l'élaboration du grand problème que tout repas comporte, l'eau de Saint-Galmier simplifie les deux termes culminants, au point de mettre sa solution à la portée des vocations les plus réfractaires. Paresse native, débilité acquise, inappétence de convalescent, embarras gastrique, saburres, impuissance de faire pour avoir trop fait, sa source bienfaisante guérit tout et guérit sur l'heure. Sous cette douche fraîche, styptique, les papilles s'érigent, le fluide artériel circule plus agile, la contràctilité s'éveille, les muqueuses rougissent, les sucs gastriques affluent, l'éréthisme gagne jusqu'au cerveau, et l'incurable de tout à l'heure est un athlète brûlant d'entrer en lice.

(Extrait de la Lettre à M. le Docteur DIDAY *sur les Eaux de Saint-Galmier, par le Docteur* MUNARET.*)*

L'art s'est ingénié [pour composer des rafraîchissements et rétablir, tout en flattant notre sensualité, « l'équilibre entre la vaporisation transpiratoire et la nécessité d'y fournir. » Or, depuis la bière qu'on attribue à Osiris, le *manaja* et les sorbets qui nous viennent de la voluptueuse Italie, jusqu'à cette liqueur américaine que l'on commence à humer à Paris, avec un élégant chalumeau, — une seule boisson peut exempter d'un refroidissement quelquefois mortel, l'imprudente danseuse qui satisfera le plus vif des besoins, celui de la soif; — l'expérience a démontré, en effet, qu'on peut boire l'eau de Saint-Galmier, — IMPUNÉMENT, — alors même que le corps est baigné de sueur.

Eh bien ! — qu'on le sache et qu'on se le dise, — afin que la plus friande moitié du genre humain en profite; — un mélange de cette eau naturelle gazeuse avec lo sirop d'orgeat est, de toutes les gâteries liquides du plateau, celle qui est la plus suavement fraîche, la plus digne en un mot, de caresser les papilles d'une jolie bouche.

(Extrait de la brochure les Trois Sources de Saint-Galmier, par le Docteur MUNARET.*)*

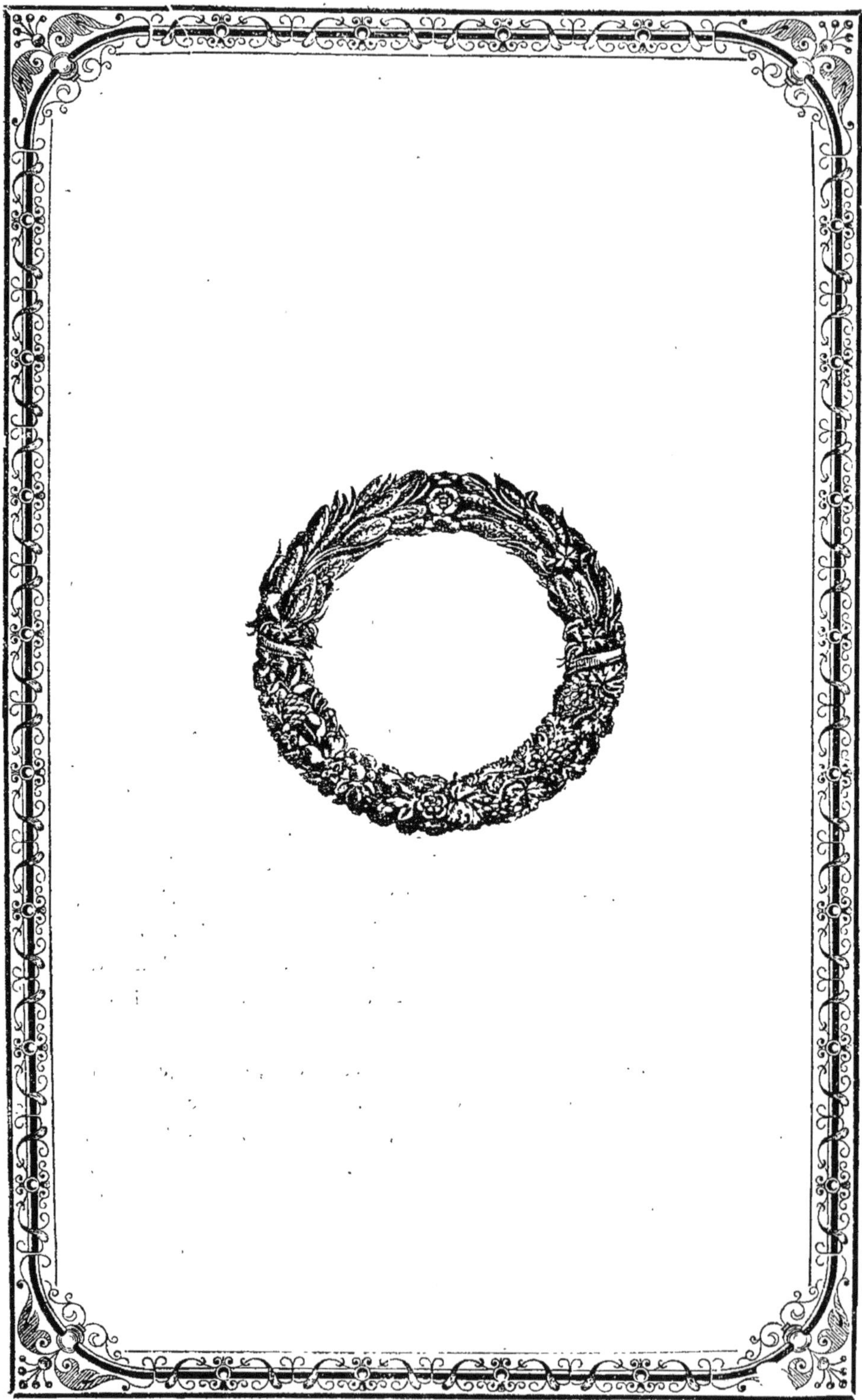